ÉTUDE

SUR LA

RESTAURATION DE LA LÈVRE INFÉRIEURE

SUIVIE DE LA

DESCRIPTION D'UN NOUVEAU PROCÉDÉ

POUR REFAIRE LE BORD LIBRE
AU MOYEN D'UN LAMBEAU MUQUEUX EN FORME DE PONT

PAR

le docteur Gustave IMBERT

Interne des Hôpitaux (Concours 1879) Ex-Aide d'Anatomie (Concours 1879)
PROSECTEUR A LA FACULTÉ DE MÉDECINE (Concours 1881)

LYON

IMPRIMERIE DE LA PROVINCE
L. DUC & F. DEMAISON
Éditeurs de l'Académie des Lettres de la Province
101, Grande rue de la Guillotière, 101

1883

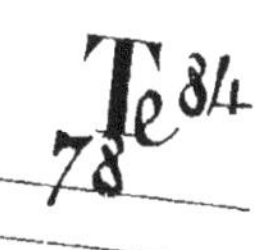

ÉTUDE SUR LA

RESTAURATION DE LA LÈVRE

INFÉRIEURE

LYON. — IMPRIMERIE DE LA PROVINCE

ÉTUDE

SUR LA

RESTAURATION DE LA LÈVRE INFÉRIEURE

SUIVIE DE LA

DESCRIPTION D'UN NOUVEAU PROCÉDÉ

POUR REFAIRE LE BORD LIBRE

AU MOYEN D'UN LAMBEAU MUQUEUX EN FORME DE PONT

PAR

le docteur GUSTAVE IMBERT

Interne des Hôpitaux (Concours 1879) Ex-Aide d'Anatomie (Concours 1879)

PROSECTEUR A LA FACULTÉ DE MÉDECINE (Concours 1881)

LYON

IMPRIMERIE DE LA PROVINCE

L. DUC & F. DEMAISON

Editeurs de l'Académie des Lettres de la Province

101, Grande rue de la Guillotière, 101

1883

AVANT-PROPOS

Le cancroïde de la lèvre inférieure est une des affections chirurgicales sur lesquelles on a les notions les plus nettes et les plus précises. Sa nature maligne était déjà connue du temps d'Hippocrate ; cependant son histoire ne commence qu'avec Celse qui indiqua, le premier, pour cette affection, un traitement tout à la fois rationnel et scientifique. Mais avant l'application du microscope à l'étude des tumeurs, le cancroïde était rangé, sans autre distinction, dans la grande classe des cancers. C'est Ledran qui chercha tout d'abord à mettre en évidence les caractères cliniques qui permettaient d'assigner au cancroïde une place à part dans le cadre nosologique

Mais ce fut Ecker, qui, par ses études anatomo-patho-
logiques, consacra définitivement cette distinction entre
les autres tumeurs cancéreuses et le cancroïde, qu'il dé-
signa sous le nom de faux-cancer, ou cancer bâtard ;
ses recherches datent de 1841. Deux ans plus tard,
Lebert et Mayor concluaient dans le même sens, et re-
connaissaient à ces pseudo-cancers de la peau une
structure analogue à celle de l'épiderme. Depuis cette
époque, un grand nombre de travaux ont été publiés et
ont jeté un jour complet sur la nature du cancroïde.

Quant au traitement, il découle naturellement de l'es-
sentialité propre du néoplasme. Nous ne sommes plus
au temps où l'on n'était autorisé à intervenir activement
qu'après avoir essayé les pommades de toutes sortes,
voire même la cautérisation qui, au grand préjudice des
malades, compte encore des adeptes parmi les prati-
ciens peu familiarisés avec les données de la chirurgie
actuelle.

Aujourd'hui, tout le monde est d'accord ; il faut enlever
la tumeur le plus hâtivement et le plus largement possible. Relativement à ce dernier point de vue, Thiersch
a particulièrement insisté pour qu'on se plaçât à un
centimètre environ en dehors des limites apparentes du
néoplasme.

Mais, en se comportant de la sorte, le simple rapprochement ne suffira pas dans la plupart des cas pour réparer la perte de substance ; et alors il y aura lieu de recourir à une opération autoplastique. En agissant autrement, on risquerait d'échouer, et en admettant que la réunion s'effectuât, il en résulterait tout à la fois une difformité et une gêne dans la fonction. Par conséquent, il ne s'agit pas d'une opération de luxe : c'est une opération de nécessité, et, de ce qu'elle fait courir des chances aux malades, il faut qu'elle réponde à des indications nettement déterminées.

Un autre point sur lequel nous croyons devoir tout particulièrement insister, c'est l'ablation des ganglions malades. On retarde ainsi la récidive, si on ne l'empêche pas d'une façon définitive dans un certain nombre de cas. (Kœnig).

Le but de notre travail est d'étudier les différents procédés de cheiloplastie, et plus particulièrement ceux qui concernent la lèvre inférieure, dans le cas de cancroïde. D'une part, nous espérons démontrer qu'un certain nombre de ces procédés ont fait leur temps et surchargent sans profit la science. D'un autre coté, nous chercherons à faire voir que la chirurgie autoplastique n'a pas dit son dernier mot au point de vue de la perfection du résultat. Nous appuierons notre assertion sur des faits

nouveaux, montrant la possibilité de donner à la nouvelle lèvre une bordure muqueuse complète.

« *Donnez-moi*, disait Delpech, *une membrane muqueuse pour revêtir le bord libre de la nouvelle lèvre, et il
n'est rien à ce prix que je ne me charge de faire.* »

Ce procédé, qui constitue une véritable méthode générale, puisqu'il est applicable à tous les cas, appartient
à M. le professeur Léon Tripier qui a bien voulu nous
le communiquer pour en faire le sujet de notre thèse
inaugurale. Qu'il daigne recevoir ici tous nos remer-
ciements, ainsi que l'expression de la reconnaissance
que nous lui devons pour la bienveillante sympathie
qu'il nous a toujours témoignée.

PREMIÈRE PARTIE

APERÇU SUR LES FORMES CLINIQUES
DU CANCROÏDE

On est frappé en parcourant les traités de médecine opératoire du grand nombre de procédés destinés à la restauration de la lèvre inférieure. Je n'en concluerai pas cependant, comme le fait l'auteur d'une thèse récente sur le même sujet, que cette diversité, cette richesse de moyens indique une pauvreté réelle, un défaut de ressources opératoires évident. Cette surabondance tient avant tout à deux causes principales :

1· La variété de formes de la tumeur cancroïdale.

2· Les ressources considérables que présentent la région buccale et son pourtour pour les opérations auto-plastiques.

Il n'entre pas dans mon plan d'exposer l'anatomie pathologique du cancroïde. Je ne pourrais que reproduire ce qui se trouve dans tous les auteurs classiques. Je veux me borner à montrer le rôle que jouent en médecine opératoire les notions que l'on possède sur la forme, la marche et les variétés de cette tumeur.

Le cancroïde peut se développer soit aux dépens de l'épithelium des téguments cutanés ou muqueux, et l'on a affaire à l'épithelioma pavimenteux lobulé, soit aux dépens d'organes plus profonds, comme les glandes sudoripares, et, dans ce cas, c'est l'épithelioma tubulé.

Ces deux formes lui impriment au début des caractères différents :

L'épithelioma lobulé est la forme la plus habituelle. La tumeur s'accroît entre les espaces qui séparent les papilles du derme, formant ainsi des bourgeons qui s'enfoncent de plus en plus profondément, et se développent soit aux dépens de leur propre masse, soit aux dépens du tissu embryonnaire qui, suivant Lancereaux, existe toujours au pourtour du néoplasme. Mais, débutant par les parties les plus superficielles de l'organe, elle ne tardera pas à s'ulcérer, par suite de la dégénérescence graisseuse, qui amène la désintégration des produits les plus anciens.

L'épithelioma tubulé, développé primitivement dans les glandes sudoripares, est constitué par des cavités tubulaires, formant des anses remplies de cellules pavimenteuses qui ne subissent pas l'évolution épithéliale. L'ulcération en est plus tardive, à cause de la profondeur initiale du néoplasme.

Dans les premiers temps, le cancroïde n'est souvent caractérisé que par une simple hypertrophie papillaire, ou encore par un simple amas de cellules épitheliales condensées et desséchées, formant des dépôts squameux, durs, comme cornés.

Plus tard, il évolue de deux manières :

· Tantôt on le voit prendre la forme d'une tumeur végétante, rougeâtre, qui se recouvre de croûtes d'épaisseur variable, et peut acquérir des proportions considérables sans entamer profondément la lèvre ; d'autres fois, il a plus de tendance à se développer aux dépens des éléments de l'organe, qu'il détruit rapidement. C'est la forme rongeante, qui n'est d'abord qu'une fissure recouverte d'une croûte ; mais cette fissure ne tarde pas à devenir une ulcération à bords taillés à pic, indurés, dont le fond végétant repose sur une base indurée plus large que l'ulcération elle-même. Tout autour existe une zone vasculaire de coloration très foncée, dont la teinte s'atténue à mesure que l'on se rapproche des parties saines. Cette forme envahit rapidement les parties profondes, poussant des prolongements entre les fibres musculaires, dans les espaces du tissu cellulaire, le long des nerfs, des vaisseaux, pouvant envahir le tissu osseux par les trous qui livrent passage aux artères nourricières : et se propageant rapidement aux ganglions lymphatiques. La limite du cancroïde est alors peu tranchée. La tumeur envoie au loin des trainées profondes constituant autant de petits prolongements qui pénètrent dans les tissus sains, et sont, après l'ablation de ces tumeurs, la cause de leur récidive sur place.

C'est donc surtout dans ces cas qu'il ne faut pas craindre de dépasser largement les limites de la tumeur, et l'on y est d'autant plus autorisé, que l'on a les ressources de l'autoplastie pour combler la lacune.

N'oublions pas de signaler l'engorgement ganglionnaire, qui, au dire de Paget, existe dans la moitié des cas. Le plus souvent, ce retentissement est borné aux ganglions de la région, mais il peut les dépasser et se propager au loin dans la chaîne ganglionnaire. Il est maintenant bien démontré que, dans la majorité des cas, cet engorgement n'est pas purement inflammatoire, mais qu'il tient à une véritable dégénérescence épithéliale du ganglion. De là, l'indication formelle d'enlever le ganglion en même temps que la tumeur.

En somme, l'aspect du cancroïde au moment où le chirurgien est appelé à intervenir, est variable suivant son degré de développement, la rapidité de son évolution et sa tendance tantôt à bourgeonner sous forme de tumeur, sans lésion étendue de la lèvre, tantôt, au contraire, à s'étendre d'une manière diffuse dans l'épaisseur de cet organe, dont il détruit très rapidement toute la substance.

On peut avoir à enlever un simple petit bouton, rappelant une verrue et siégeant sur un point limité du rebord labial ; ou bien une tumeur plus volumineuse, envoyant des prolongements de côté et d'autre, attaquant de préférence la surface cutanée, ou la surface muqueuse, mais telle qu'après son ablation il reste encore suffisamment d'éléments pour reconstituer facilement l'orifice buccal ; ou encore de ces vastes tumeurs qui n'ont rien respecté, et qui obligent à recourir à des procédés compliqués qui réclament de la part du chirurgien autant d'imagination que d'habileté opératoire.

C'est à cette variété de formes à l'infini que l'on doit attribuer la multiplicité des procédés proposés, qui tous ont leur indication et peuvent trouver leur application dans des cas déterminés.

Il faut avouer aussi que la disposition de la région, sur laquelle on opère, laisse un champ très vaste à l'esprit inventif du chirurgien. Pour refaire une lèvre inférieure, on peut prendre des lambeaux de tous côtés, à la lèvre supérieure, sur les joues, au menton, au cou : c'est à dire sur tout le pourtour de l'orifice buccal, et même au-delà.

La mobilité, l'élasticité des téguments de la joue, qui est recouverte par de la peau en dehors, et une muqueuse en dedans, expliquent les tentatives des différents chirurgiens qui y ont cherché de l'étoffe pour une restauration complète de la lèvre, c'est-à dire une lèvre doublée d'une muqueuse, comme à l'état normal.

INDICATIONS DE LA CHEILOPLASTIE

L'autoplastie n'est pas toujours indispensable. Elle ne commence à le devenir que lorsqu'on ne peut plus compter sur le concours de la nature pour la restitution de l'orifice buccal. Elle est inutile quand la perte de substance ne laisse, eu égard aux dimensions totales de la partie lésée qu'une difformité minime, un amoindrissement sans importance pour la fonction. Si la perte de substance est plus considérable, il est nécessaire de prendre de l'étoffe quelque part, de la transplanter ou pour le moins de mobiliser les parties voisines, à l'aide d'incisions, de dissections, de manœuvres opératoires.

Pour atteindre le but qu'on se propose, l'autoplastie doit être appliquée avec l'ensemble des conditions qui ramènent la partie réparée au point qui la rapproche le plus de la forme primitive.

La nouvelle lèvre devra, en conséquence, présenter une mobilité suffisante, renfermer dans son épaisseur des fibres musculaires, et, chose capitale, posséder une doublure muqueuse, au moins sur son bord libre : Delpech, Serre, Diffenbach, ont particulièrement insisté sur ce point, et ont fait quelques tentatives dans ce sens, mais sans arriver à pouvoir formuler des règles précises, applicables à tous les cas.

Au point de vue autoplastique, on se trouve en présence de trois méthodes générales, établies d'après le choix de la région qui fournira le lambeau.

La plus ancienne est la méthode indienne, ou par torsion. Le lambeau est pris dans le voisinage de la perte de substance qu'il est destiné à combler, et y est amené par une torsion de son pédicule. Cette méthode a le désavantage de substituer une nouvelle plaie à la difformité déjà existante, et de faire subir aux téguments un mouvement de torsion qui gêne la circulation, et expose le lambeau à la gangrène. Il est d'ailleurs des cas nombreux où cette méthode est seule applicable.

A la fin du moyen-âge apparaît la méthode italienne, ou par transplantation ; quoique venant longtemps après la méthode indienne, elle doit être considérée comme l'enfance de l'art, et marquant les premiers pas de la chirurgie plastique. Elle n'a plus maintenant qu'un intérêt historique.

Nous arrivons enfin à la méthode française ou par déplacement, qui date de la fin du dix-huitième siècle, où nous voyons Chopart l'employer pour la première fois pour une restauration de la lèvre inférieure. Les premiers linéaments de cette méthode sé retrouvent pourtant dans Celse.

Dans cette méthode, le lambeau est emprunté sur le contour même de la brèche. Le défaut est comblé à l'aide de tissus voisins de ceux qui ont été détruits et anatomiquement très comparables. La réparation a chance d'être parfaite et de ne laisser comme traces que des cicatrices linéaires. L'étendue du traumatisme peut être fort restreinte, bornée aux incisions destinées à favoriser la migration des lambeaux. Cette méthode repose sur la mobilité, l'extensibilité considérable des téguments qui forment le pourtour de l'orifice buccal ; mais elles ont une limite, et alors la méthode indienne trouve sa raison d'être.

EXPOSITION

DES MÉTHODES ET DES PROCÉDÉS

POUR LA RESTAURATION DE LA LÈVRE INFÉRIEURE

L'autoplastie ne s'impose pas dans tous les cas : si la tumeur est petite, la brèche assez étroite pour pouvoir être comblée par le rapprochement facile de ses bords, aidé en cela par l'extensibilité des téguments de la face, il est évident que c'est aux procédés les plus simples qu'il faudra s'adresser.

Deux cas se présentent :

1° PROCÉDÉ D'AMBROISE PARÉ. — La tumeur qui n'a envahi que les couches les plus superficielles, s'étend horizontalement le long du bord libre de la lèvre inférieure. Uune simple excision avec des ciseaux courbes suffit pour l'enlever. La hauteur de la lèvre sera à peine compromise et la contraction de l'orbiculaire des lèvres suffira amplement à fermer l'orifice buccal.

2° PROCÉDÉ DE HORN OU ROONHUYSEN. — La tumeur est plus ramassée sur elle-même. Elle occupe un point limité du bord libre, et peut s'étendre plus ou moins en profondeur.

Dans ce cas, on fait l'ablation de la tumeur par une incision en V. La tumeur enlevée, les deux lèvres de la plaie doivent pouvoir se réunir facilement et sans tiraillement.

Les deux branches du V se rencontrent très bas, si l'on veut avoir une cicatrice linéaire ; sans cette précaution, la pointe du V formerait un bourrelet disgracieux.

Ces deux procédés sont excellents, car ils réduisent le traumatisme chirurgical au minimum. Malgré leur simplicité, ils réclament pourtant dans leur application des soins particuliers sur lesquels nous reviendrons dans la deuxième partie de notre travail.

Si la perte de substance est plus considérable, et si les deux bords du V se rapprochent difficilement, on fait des incisions auxiliaires, et libératrices ou correctrices. C'est sur cette indication que reposent les procédés de Celse, de Guillemeau, de Thevenin, de Desgranges, de Serre, de Diffenbach, de Camille Bernard et de Malgaigne.

Ils ont tous un lien commun : l'ablation de la tumeur par l'incision en V. Les incisions auxiliaires sont destinées, les unes à permettre le rapprochement des deux lèvres de la plaie, les autres à corriger la déformation de l'orifice buccal.

PROCÉDÉ ANCIEN OU PROCÉDÈ DE CELSE ET DE FRANCO : —

Celse, après avoir fait l'incision en V, faisait en outre une incision transversale ou légèrement oblique à partir de chaque commissure.

Franco a eu l'idée de mobiliser les téguments par une dissection profonde.

PROCÉDÉ DE GUILLEMEAU ET DE THEVENIN. —

Incisions libératrices de la peau à une certaine distance du bord libre des lambeaux. Ces sections permettent le déplacement des parties, et empêchent que celles-ci, aplaties par la pression résultant du tiraillement, ne se mortifient. Elles soulagent les sutures qui ulcèreraient rapidement les points sur lesquels elles portent.

PROCÉDÉ DE SERRE. — Pour les tumeurs occupant la plus grande partie ou toute l'étendue de la lèvre inférieure. Incision en V. Les deux branches du V partent de chaque commissure et se réunissent vers la symphyse du menton. Débridement par une incision horizontale partant de la commissure, et allant jusqu'au masseter; on a ainsi deux lambeaux triangulaires que l'on détache de leurs adhérences au maxillaire inférieur par dissection, et que l'on amène au contact.

Le bord labial est formé par le bord supérieur de chaque lambeau triangulaire. On régularise la nouvelle lèvre, par la suture de la peau avec la muqueuse, au niveau du bord libre et de chacune des commissures.

Il se fait forcément un froncement de la lèvre supérieure qui est devenue relativement trop longue, mais il disparaît à la longue.

PREMIER PROCÉDÉ DE M. DESGRANGES, OU PROCÉDÉ EN RACINE CARRÉE. — Ce procédé est applicable aux cas où la tumeur se développe dans deux sens: vertical et horizontal: le prolongement vertical descend plus ou moins bas dans l'épaisseur de la lèvre, et le prolongement horizontal est situé le long du bord libre de la lèvre, et peut aller jusqu'à la commissure.

La portion verticale est cernée par une incision en V: dont l'une des branches arrive jusqu'à la commissure du côté opposé à la portion horizontale de la tumeur; l'autre branche s'arrête au dessous du bord inférieur de cette portion horizontale; l'incision se coude alors, suit le bord inférieur, et arrive jusqu'à l'autre commissure. Dans son ensemble, elle a la forme de racine carrée V⎺ Les deux lèvres en V sont réunies: et le bord libre de la lèvre sera constitué par la surface de section horizontale; sur ce bord libre on réunit la muqueuse à la peau.

PROCÉDÉ DE DIFFENBACH. — Ablation de la tumeur par l'incision en V.

De chacune des commissures on fait partir une incision horizontale allant jusqu'aux masseters, puis de l'extrémité postérieure de chacune de ces incisions on en fait descendre une autre parallèle à la branche du V du même côté. On a ainsi deux lambeaux quadrilatères dont la base adhérente est au menton, on les incline l'un vers l'autre et on les réunit sur la ligne médiane.

Les plaies latérales résultant de la translation de chacun des lambeaux sont abandonnées à la cicatrisation spontanée.

PROCÉDÉ DE MALGAIGNE. — A côté de ces procédés qui ont tous pour base commune l'incision en V, il faut placer le procédé de Malgaigne qui n'en diffère guère que par la forme de la perte de substance qui est quadrilatère. Les téguments sont pris encore de chaque côté de la perte de substance.

La tumeur est circonscrite par deux incisions verticales, et une section inférieure horizontale. On fait partir de chacune des commissures, une incision horizontale dans une étendue convenable : De chacun des angles inférieurs partent aussi deux incisions horizontales parallèles aux précédentes, ce qui donne deux lambeaux à base externe, que l'on mobilise et que l'on attire vers la ligne médiane. On achève par la suture de la peau à la muqueuse.

PROCÉDÉ DE CAMILLE BERNARD. — Il est destiné à corriger l'excès de longueur que présente la lèvre supérieure après l'application du procédé de Malgaigne. Il consiste dans l'ablation d'un lambeau triangulaire à base inférieure pris sur cette lèvre immédiatement en dehors de la commissure. La lèvre supérieure est raccourcie de l'étendue des bases de ces deux triangles. On peut donc la façonner à sa fantaisie. Pour faciliter le rapprochement des lambeaux à leur partie inférieure, on peut enlever de même de chaque côté des téguments du menton deux lambeaux triangulaires dont la base tournée en haut correspond à l'incision horizontale inférieure.

PROCÉDÉ DE CAMILLE BERNARD ET MALGAIGNE. — Il est destiné à effacer l'excès de longueur de la lèvre supérieure après l'ablation de la tumeur par le procédé de Serre. Il se compose donc de l'incision en V pour circonscrire la tumeur, du débridement des commissures jusqu'aux masséters, puis de l'ablation de deux triangles en dehors des commissures aux dépens de la lèvre supérieure ; leur base reposant sur cette incision de débridement.

DEUXIÈME PROCÉDÉ DE DESGRANGES. — (Gazette hebdomadaire, 1854). Ce procédé a de grandes analogies avec le précédent. Il n'en diffère qu'en ce que le débridement des commissures ne va pas au delà de la base du triangle cutané que l'on enlève de la lèvre supérieure. On évite ainsi la section de l'artère faciale dans la plupart des cas.

Les procédés de la méthode française que nous venons d'examiner ont tous pour caractère de déplacer des tissus situés de chaque côté de la ligne médiane, d'employer des opercules latéraux pris sur les côtés du menton, ou à la partie inférieure de la région labio-génienne. Cette méthode comprend aussi des procédés qui empruntent leurs lambeaux à la région sus-hyoïdienne. Ces lambeaux sont remontés par glissement jusqu'au niveau des commissures. Les noms de Chopart, Roux de St-Maximin, Lisfranc, Letiévant, y sont attachés.

PROCÉDÉ DE CHOPART OU PROCÉDÉ A TIROIR. — De chaque côté des limites de la tumeur, on fait descendre deux incisions verticales qui peuvent aller jusque dans la région sus-hyoïdienne, suivant l'étendue de la brèche à réparer. Une incision horizontale permet l'ablation de la tumeur et c'est cette surface de section qui, remontée au niveau des commissures, formera le bord libre de la nouvelle lèvre ; le lambeau quadrilatère est mobilisé et détaché par une dissection complète de ses adhérences aux parties molles et au corps du maxillaire inférieur.

PROCÉDÉ DE ROUX DE ST MAXIMIN. — Procédé en tablier. — Il consiste en un vaste décollement des parties molles de la région sus-hyoïdienne, que l'on relève à la hauteur de la lèvre sacrifiée : C'est le procédé de Chopart, moins les incisions verticales.

PROCÉDÉ DE LISFRANC. — C'est une modification du procédé de Roux de St-Maximin : Lisfranc faisait une incision verticale, divisant le lambeau en deux parties et lui rendant la dissection plus facile. Il supprime ainsi le clapier inférieur que crée presque inévitablement le lambeau de Roux.

PROCÉDÉ DE M. LETIÉVANT. — C'est une tentative pour remettre en honneur le procédé de Roux de St-Maximin dont il cherche à corriger les défauts par l'application d'un appareil qui soutiendra le lambeau cervical, jusqu'à son adhérence au maxillaire inférieur. Le lambeau est traversé un peu au-dessus de la saillie du menton par deux fils métalliques placés à égale distance de la ligne médiane, fixés extérieurement sur un bout de sonde et attachés en haut, aux dents correspondantes.

M. Letiévant complète son autoplastie par la restauration des commissures au moyen de deux lambeaux triangulaires de muqueuse pris sur la lèvre supérieure, à sommet libre tourné vers la commissure et à base adhérente du côté de la ligne médiane. Ce lambeau muqueux est rabattu et fixé sur le bord libre de la nouvelle lèvre.

PROCÉDÉS TIRÉS DE LA MÉTHODE INDIENNE. — Ces procédés sont surtout indiqués dans les cas de perte de substance considérable ou même totale de la lèvre inférieure ; cette méthode, appliquée à la lèvre inférieure, a vu le jour à Montpellier entre les mains de Delpech et de Lallemand qui empruntèrent le lambeau autoplastique aux téguments du cou.

Procédé de delpech. — Delpech se proposait un but plus élevé que de réparer simplement la perte de substance: il voulait doter sa nouvelle lèvre d'un tégu-ment interne par la transformation qu'il supposait pos-sible de la peau en muqueuse. C'est ce qu'indique son procédé que l'on peut appeler: *Procédé à lambeau cervi-cal redoublé*.

Sa première opération date de 1823.

Pour combler une perte de substance considérable, Delpech tailla sur la face antérieure du cou un large lambeau losangique dont il plaça le pédicule au dessous du menton. Ce lambeau fut relevé par la torsion du pé-dicule, et replié sur lui-même de manière à ce que les faces saignantes fussent en contact et y restassent grâce à des points de suture. Le lambeau ainsi transformé en triangle présentant deux faces cutanées, fut appliqué au devant du maxillaire inférieur et fixé par des points de suture ; de telle sorte que le bord labial était formé par la plicature.

La tentative de Delpech ne fut pas heureuse. Son lambeau se mortifia ; une deuxième opération aboutit au même résultat.

Procédé de lallemand (*archives générales de méde-cine 1824*). — Lallemand tailla son lambeau sur la partie latérale du cou. Il était destiné à réparer une moitié de la lèvre inférieure et de la joue correspondante. Il plaça son pédicule en arrière de l'angle de la machoire, de sorte que le lambeau n'eut à tourner que d'un quart de cercle sur lui.

Dans les autres procédés de la méthode indienne, les lambeaux sont pris à la région de la face. Ils ont tous une base large à la place d'un pédicule, et au lieu de subir une torsion sur leur point d'adhérence, ils n'éprouvent qu'une simple rotation.

PROCÉDÉ DE SÉDILLOT, 1860. — Dans le cas où la totalité de la lèvre inférieure est détruite par un cancer ou toute autre cause, on l'enlève par une incision quadrilatère et l'on taille de chaque côté de la joue un lambeau vertical que l'on peut prolonger, si la nécessité l'exige, sur la région cervicale. Les deux lambeaux qui en résultent et qui ont la forme d'un quadrilatère allongé, doivent être doublés par la muqueuse buccale que l'on conserve avec le plus grand soin sur la face interne des lambeaux. Ceux-ci sont renversés par un mouvement de quart de cercle de bas en haut et on les assujettit bout à bout. La muqueuse est fixée sur la surface libre de chaque lambeau par une suture en surjet.

PROCÉDÉ DE BRUNS. — Il repose sur les mêmes principes que celui de Sédillot.

Bruns emprunte ses lambeaux quadrilatères à la partie des joues qui est placée immédiatement en dehors de la lèvre supérieure. Le point d'adhérence est en bas au lieu d'être en haut.

PROCÉDÉ DE SYME OU PROCÉDÉ EN X. — Alphonse Guérin, et Macleod de Glascow l'attribuent à Buchanan. La tumeur est enlevée par une incision en V, dont les deux branches remontent aux commissures : on prolonge ces branches en bas de manière à figurer un X, puis de l'extrémité inférieure de chacune de ces branches, on fait remonter une nouvelle incision qui se porte plus ou moins obliquement en haut et en arrière. C'est le procédé de Sédillot, à cette exception près que les lambeaux sont obliques au lieu d'être verticaux.

PROCÉDÉ DE TEALE. — Analogue à celui de Syme. Entre les deux extrémités inférieures des lambeaux obliques, on laisse un îlot de peau de forme carrée adhérente au corps du maxillaire inférieur. La largeur de la nouvelle lèvre est diminuée d'autant, mais cet îlot a l'avantage de servir de soutien qui empêchera la cicatrice d'être trop attirée par en bas.

PREMIER PROCÉDÉ DE TRÉLAT. (*Gazette hebdomadaire de 1862.*) — Ce procédé présente beaucoup d'analogies avec celui de Teale. Il diffère de celui de Syme par la conservation intégrale du menton, qui n'est généralement pas intéressé quand il s'agit du cancroïde de la lèvre, et qui fournit un point de support solide aux lambeaux autoplastiques, et maintient consécutivement la hauteur de la lèvre restituée.

Ce procédé est applicable à la réparation de toute la lèvre inférieure et des deux commissures. Il nécessite deux lambeaux. Chacun de ces lambeaux a sa base adhérente au niveau de la commissure, et se dirige obliquement vers le menton : suivant une longueur variable avec l'étendue de la brèche à réparer. La base du lambeau ne doit subir qu'un faible déplacement angulaire. Trélat ne craint pas de reculer cette base, de la libérer dans une grande étendue, pour lui éviter la torsion.

DEUXIÈME PROCÉDÉ DE TRÉLAT. *(Société de chirurgie, février 1877.)* — Si l'une des commissures, et une partie des lèvres sont intactes, on pourra se contenter d'un seul lambeau taillé suivant le même principe et déplacé de la même façon que dans le procédé précédent.

PROCÉDÉ DE BERG. — La tumeur qui a envahi la lèvre dans toute son étendue est enlevée par une incision qui laisse une plaie de forme plus ou moins triangulaire. L'un des bords de cette plaie est prolongé jusque dans la région sus-hyoïdienne, puis de son extrémité part une incision qui remonte parallèlement à l'autre bord de la plaie. Cette double incision a la forme d'un V et détache un lambeau de forme quadrilatère que l'on remonte pour combler la perte de substance.

Nous terminerons cette revue par l'exposition de trois procédés qui ne sont au fond qu'une application de la méthode indienne, mais qui ont ceci de commun : c'est que la cheiloplastie se fait par échange d'une lèvre à l'autre; les lambeaux doivent ainsi franchir l'orifice buccal.

1· Nous trouvons d'abord le PROCÉDÉ DE STEIN de Copenhague :

Il consiste à réparer une perte de substance triangulaire de la lèvre inférieure au moyen d'un lambeau triangulaire pris sur la lèvre supérieure et taillé de telle sorte que le sommet atteigne la sous-cloison, et dont la base se confond avec le bord respecté de la lèvre supérieure. Ce lambeau qui comprend toute l'épaisseur de la lèvre, contient dans sa base la terminaison des deux artères coronaires. Une incision médiane et verticale divise ce lambeau mais en respectant toujours le bord libre de la lèvre. On a ainsi deux lambeaux triangulaires qui tendent à tomber en vertu de leur propre poids. Ces lambeaux rabattus et engagés dans la brèche de la lèvre inférieure y sont fixés par des points de suture ; et leur base restant toujours fixée sur la lèvre inférieure, il en résulte que l'orifice buccal est subdivisé en trois orifices secondaires.

Au bout de 20 jours, Stein coupe le pont qui réunit les deux lèvres, ce qui restitue l'orifice buccal d'une commissure à l'autre, mais laisse deux lèvres pourvues d'un bec de lièvre accidentel médian, qu'il reste encore à traiter.

2° Le deuxième fait est emprunté à SÉDILLOT qui l'a communiqué à l'Académie des sciences le 14 avril 1856 et publié dans ses *Contributions à la chirurgie* en 1868 sous le nom de : nouveau procédé de cheiloplastie par transport du bord libre de la lèvre saine sur la lèvre restaurée.

Après avoir enlevé la tumeur par une incision en V et débridé horizontalement les commissures, il détacha le bord libre de la lèvre supérieure de dehors en dedans sur une largeur de 15 à 20 millimètres; puis le renversa et le fixa sur la surface des lambeaux destinés à reconstituer la lèvre inférieure. Celle-ci se trouva ainsi revêtue de chaque côté par le lambeau muqueux emprunté à la lèvre supérieure ; les commissures étaient par là même réformées : le résultat fut excellent.

3° PROCÉDÉ D'ESTLANDER publié dans les *Archiv. für klinische chirurgie 1872.* — Sur la lèvre saine on taille un lambeau triangulaire dont la base est formée par le bord libre ; du sommet part une incision qui arrive jusqu'à la commissure labiale ; l'autre côté du triangle se dirige vers la partie moyenne de la lèvre sans atteindre son bord libre, laissant à ce niveau un pédicule qui formera la nouvelle commissure.

On fait tourner alors d'une demi-circonférence le lambeau, qui vient se placer dans l'échancrure de la lèvre inférieure ; on réunit les bords interne et externe du lambeau aux bords interne et externe de la perte de substance. La base du lambeau forme le bord libre de la nouvelle lèvre.

———

APPRÉCIATION

DE CES DIFFÉRENTS PROCÉDÉS

Pour cette appréciation, nous nous baserons sur les règles formulées d'une manière très précise par Sédillot dans ses *Contributions à la chirurgie*.

Sédillot n'admet la méthode française que lorsqu'une partie seulement de la lèvre a été détruite. Les procédés en sont d'une exécution facile, et l'on a le grand avantage en se servant des téguments des joues, d'avoir des lambeaux doublés d'une membrane muqueuse ; mais l'extensibilité de la peau ayant une limite, on arrive à des cas où, sous peine d'accidents et d'insuccès, il faut l'abandonner et avoir recours à la méthode indienne.

Les lambeaux ne doivent pas être taillés au hasard.

Les conditions de réussite sont :

1° Avoir des lambeaux susceptibles de combler la perte de substance et d'être mis et maintenus en contact sans gêne de la circulation et sans imminence de gangrène.

2° Il faut que les lambeaux autoplastiques soient suffisamment soutenus dans la position qu'on leur donne. Et il est pour cela indispensable que leur point de départ, d'origine et d'appui ne se trouve pas du côté opposé aux surfaces libres et sans résistance que l'on veut reconstituer. C'est, en effet, un fait de l'expérience que les téguments servant à l'anaplastie, tendent incessamment à se raccourcir en s'éloignant des points où ils sont le moins soutenus. De là, cette règle importante de placer les points fixes des lambeaux dans une direction opposée à celle où leur propre poids tendrait à les entraîner. Pour la lèvre inférieure, l'origine ou le pédicule du lambeau sera situé au dessus, ou au moins au niveau du bord libre de l'organe.

3° Un troisième précepte est des plus nécessaires à formuler. Il est essentiel que la nouvelle lèvre soit doublée d'un tégument interne. Toute surface saignante placée au devant de l'arcade dentaire se réunira, si elle n'est pas suffisamment soutenue, à la plaie produite au devant du maxillaire, s'y fixera et fera évanouir toute espérance d'obtenir une lèvre libre et mobile au devant des dents.

Ces conditions nous amènent à rejeter d'une manière générale tous les lambeaux pris dans la région sus-hyoïdienne et soulevés par un simple mouvement d'ascension pour remplacer la lèvre inférieure. Non-seulement ils ne remplissent pas le but que l'on se propose, mais ils exposent à des complications graves; le lambeau ainsi formé descendra peu à peu vers ses points d'origine, c'est-à-dire de haut en bas, n'étant aucunement soutenu en sens contraire. Les dents et les gencives seront progressivement mis à découvert. Ce lambeau manquera nécessairement d'un tégument interne, et sa surface adhérera infailliblement à la portion dénudée du maxillaire.

Les accidents qui résultent de l'application de ce procédé peuvent être graves: accidents immédiats par l'abondance de l'hémorrhagie ; la difficulté de l'arrêter dans l'étroit cul-de-sac formé par la dissection du lambeau; accidents consécutifs dus à la formation de ce cul-de-sac placé sur un point déclive qui favorise la rétention, sans compter les phlegmons que peut amener l'ouverture des espaces conjonctifs du cou.

Tous les lambeaux qui sont pris aux dépens des téguments, soit de la portion restante de la lèvre inférieure, soit de la joue, remplissent exactement les indications: ils sont assez épars, bien soutenus, bien nourris ; ils renferment dans leur épaisseur tous les éléments d'une lèvre; ils sont doublés d'une muqueuse. En somme, ils offrent la même disposition, la même structure que l'organe qu'ils sont destinés à remplacer.

Cependant, remarquons que l'on peut reprocher à tous ces lambeaux leur défaut de simplicité, l'étendue des délabrements qu'ils imposent ; ce qui doit entrer en ligne de compte, si des complications viennent à surgir.

On comprend ainsi que le chirurgien puisse hésiter avant d'entreprendre l'application de procédés tels que ceux de Sédillot, de Bruns, de Büchanan. Je ne parle pas du procédé de Stein qui n'est guère qu'une curiosité opératoire.

Quelque jugement que l'on puisse porter sur chacun de ces procédés, je tiens à insister sur ce fait, que tous les chirurgiens ont poursuivi le but d'avoir un tégument muqueux pour la nouvelle lèvre. La doublure muqueuse se trouve ici naturellement formée par la nature même du lambeau.

L'idée de cette conservation de la muqueuse n'est pas nouvelle ; elle date de la renaissance de l'autoplastie, à la fin du XVIIIe siècle, et les noms de Serre, de Delpech, de Diffenbach, y sont attachés.

Delpech, le premier, a dit qu'on ne parviendrait à refaire une lèvre régulière que lorsqu'on pourrait revêtir son bord libre d'une membrane muqueuse, et il a donné, pour arriver à ce but, un procédé qui lui appartient, quoi qu'en aient dit des écrivains étrangers.

Malheureusement, ce procédé ne peut pas trouver souvent son application à cause de la part que la muqueuse prend à l'altération qui exige l'ablation de la tumeur.

Serre a cherché à tirer parti des idées de Delpech. Mais il s'est trompé en disant que la membrane muqueuse était rarement affectée.

Delpech comprenait si bien cette loi, en vertu de laquelle les membranes cutanée et muqueuse conservent les tissus qu'elles recouvrent, qu'il voulait donner au lambeau réparateur deux faces cutanées, en le repliant sur lui-même, de telle sorte que la muqueuse de l'ourlet muco-cutané était remplacée par de la peau.

Delpech s'appuyait sur la possibilité de faire transformer à la longue cette surface cutanée en une véritable muqueuse, par suite du changement de fonction. Cette substitution est fondée sur ce fait que les muqueuses longtemps exposées à l'air prennent les caractères de la peau et réciproquement. Cette proposition a été annoncée par Bichet qui a eu le tort de la généraliser. Elle est à peu près exacte pour le vagin, pour la muqueuse utérine. Mais elle est fausse pour la muqueuse des lèvres, des paupières, la muqueuse pituitaire, la muqueuse rectale comme dans les cas de prolapsus, la muqueuse vésicale dans l'extrophie de la vessie.

Comme nous l'avons vu, Delpech prenait son lambeau dans la région cervicale, le remontait comme dans le procédé de Chopart, puis appliquait les deux faces saignantes l'une contre l'autre. Sur deux essais, il eut deux insuccès. Son idée n'en est pas moins considérée comme un trait de génie par Bouisson.

L'idée de la bordure muqueuse appartient donc sans conteste à Delpech ; mais l'application lui a manqué.

L'honneur en revient à Serre; et c'est bien à tort que Sanson l'a attribué à Diffenbach.

La méthode de Serre fut peu féconde en résultats, car le fait sur lequel elle repose est faux.

Voici en effet la manière de faire de Serre :

Avant d'extirper la tumeur, il disséquait la membrane muqueuse de la face interne du cancroïde afin de la ramener sur le bord libre de la nouvelle lèvre, auquel elle devait servir de bordure et de soutien : elle agit alors comme tégument protecteur, elle s'oppose à la suppuration et prévient l'affaissement et le recroquevillement du lambeau.

En lisant attentivement les observations que publie Serre dans son traité sur les difformités de la face, et les considérations dont il les fait suivre, on remarque, sans peine, et il insiste d'ailleurs lui-même sur ce point, qu'il se borne à détacher la muqueuse qui revêt la face interne de la tumeur. Son lambeau muqueux est par conséquent aussi irrégulier que la tumeur elle-même : il n'est pas méthodique.

Serre était convaincu que l'intégrité absolue de la muqueuse était beaucoup plus fréquente qu'on ne se l'imaginait. D'après lui, trois fois sur dix cas. Et lorsque cette muqueuse était atteinte par le néoplasme il ne cherchait pas s'il pourrait trouver ailleurs un lambeau muqueux pour l'appliquer sur la nouvelle lèvre ; il restaurait alors cette partie à l'aide de deux lambeaux pris dans l'épaisseur des joues, ce qui lui permettait de réunir le bord cutané au bord muqueux de la nouvelle lèvre.

Faisons remarquer, en passant, que c'est aussi à Serre que l'on doit l'idée de la suture cutanéo-muqueuse.

La priorité de cette nouvelle méthode fut réclamée par Diffenbach. Sanson se fit l'écho de ces réclamations

à l'Académie de médecine, en 1835. Serre n'eut pas de
peine à faire observer que Diffenbach avait bien pu
utiliser la muqueuse buccale pour remédier à la coarctation normale ou pathologique de la bouche, mais qu'il
n'était nulle part, dans ses ouvrages, question de cette
modification à propos de cheiloplastie, et surtout que le
chirurgien de Berlin n'avait jamais eu l'idée de disséquer
la muqueuse, sur une lèvre affectée déjà de cancer, pour
la faire servir ensuite à la restauration des parties
détruites.

En somme, l'idée de Serre, malgré son originalité et
l'excellence du résultat qu'elle était appelée à produire,
n'a pas survécu à son auteur. Il n'est, en effet, que trop
démontré que le néoplasme a une tendance envahis-
sante qui ne ménage rien, et qu'il est souverainement
imprudent de conserver un lambeau muqueux qui, sain
en apparence, peut être déjà envahi en quelques points
par la dégénérescence. Les chirurgiens qui sont venus
après Serre n'ont pas cherché à perfectionner sa méthode, et se sont tous adressés, pour refaire une lèvre
inférieure, aux téguments de la joue qui sont naturellement doublés d'une muqueuse.

Il doit paraître étonnant, cependant, que personne n'ait
songé à tirer parti des observations de Serre, à prendre
quelque part un lambeau muqueux pour en ta-
pisser le rebord de lambeaux cutanés qui en sont
dépourvus et à simplifier ainsi la cheiloplastie qui
acquiert les proportions d'une grande opération, lorsqu'il faut, à l'exemple de Sédillot, par exemple, aller
tailler des lambeaux, souvent considérables, en pleines
joues.

La question se pose de la façon suivante :

Trouver le moyen de reconstituer une lèvre inférieure, même complètement détruite, par les procédés les plus simples et les plus inoffensifs, se rapprocher en même temps le plus possible de la perfection, c'est-à-dire donner à la nouvelle lèvre une épaisseur suffisante et surtout un rebord muqueux, qui lui permettra de remplir les fonctions d'une lèvre normale.

M. le professeur Léon Tripier a atteint ce double résultat ; d'une part, en employant, toutes les fois que la lèvre est détruite dans une grande étendue, un lambeau presque complètement inconnu en France, qui appartient à Langenbeck, et dont nous nous attacherons à démontrer les avantages ; d'autre part en faisant de la bordure muqueuse une méthode générale applicable à tous les cas : en indiquant les moyens de se procurer cette bordure, et en posant d'une manière précise les règles de cette opération autoplastique.

DEUXIÈME PARTIE

PROCÉDÉ POUR REFAIRE LE BORD LIBRE
DES LÈVRES ET DES COMMISSURES,
AU MOYEN D'UN LAMBEAU MUQUEUX EN FORME DE PONT

La deuxième partie de notre travail comprend l'exposé de la nouvelle méthode proposée par M. Tripier, pour refaire la muqueuse du bord libre de la lèvre. Nous passerons ensuite en revue les différents procédés qu'il emploie, suivant les cas, pour la restauration de la lèvre inférieure, en insistant, de préférence, sur certains points relatifs au *modus faciendi*. Nous décrirons le procédé dont il se sert habituellement, dans les cas de vaste perte de substance de la lèvre, et qui appartient à Langenbeck.

Nous soumettrons ce procédé à une étude historique et critique, et nous terminerons par la relation de trois observations de cheiloplastie.

DESCRIPTION DU LAMBEAU MUQUEUX EN FORME DE PONT

Ce lambeau se compose d'une bandelette de muqueuse, allongée en forme de quadrilatère, détachée des parties molles, sauf à ses deux extrémités qui sont ses points d'implantation.

La partie moyenne du lambeau est très mobile et peut se déplacer par un mouvement de translation autour de l'axe qui passe par ses points d'adhérence, et sans torsion de ce double pédicule. Suivant qu'il doit servir à la restauration d'une des deux lèvres, ou d'une des commissures, sa direction sera longitudinale et parallèle à l'axe transversal de la bouche, ou bien curviligne, la concavité embrassant la commissure à réparer, qui lui sert de centre de courbure.

Dans le premier cas, le lambeau est pris sur une seule lèvre. Ses deux points d'insertion se trouvent sur cette même lèvre, au niveau des commissures.

Dans le deuxième cas, les deux extrémités du lambeau sont sur deux lèvres différentes, le milieu correspond à la commissure à réparer.

Le lambeau de muqueuse est destiné à venir recouvrir le bord libre du lambeau cutané, façonné préalablement, de manière à reconstituer une lèvre se rapprochant le plus possible de sa forme primitive.

L'application de cette méthode dépend essentiellement de la forme et du siège de la tumeur à enlever.

Nous avons plusieurs cas à envisager :

1º Le néoplasme siége sur la lèvre inférieure. Il s'étend en surface sur le bord libre de la lèvre, et peut aller d'une commissure à l'autre, mais sans envahir profondément l'organe.

Une simple excision, par le procédé d'Ambroise Paré, suffit à enlever la tumeur, mais il reste une surface saignante que l'on doit transformer en surface muqueuse.

2º La tumeur est tellement développée en largeur et en hauteur que la brèche ne peut être réparée par le simple rapprochement des parties saines voisines et on est obligé de recourir à un lambeau autoplastique. Quel que soit le procédé qu'on emploiera, la nouvelle lèvre aura encore son bord libre constitué par une surface saignante. Nous nous trouvons donc dans des conditions analogues à celles qui précèdent.

3º La tumeur siége sur une des commissures et envahit plus ou moins l'extrémité correspondante de l'une des lèvres; l'ablation de la tumeur laisse cette commissure à refaire. On se trouve dans le même cas, lorsqu'on fait un débridement d'une ou des deux commissures pour une coarctation de l'orifice buccal; la nouvelle méthode trouve encore ici son application.

BORDURE MUQUEUSE DE LA LÈVRE INFÉRIEURE

Le lambeau muqueux en forme de pont aura ses deux points d'implantation au niveau des commissures. Comme épaisseur, il ne comprendra que la muqueuse. Il n'est pas avantageux d'y laisser adhérentes des glandes salivaires qui pourraient agir comme corps étrangers, et provoquer de la suppuration; sa largeur sera suffisante pour s'étaler largement sur la surface saignante du bord labial.

Au point de vue de la lèvre qui doit fournir ce lambeau muqueux, il faut envisager deux cas.

1° La lèvre inférieure est détruite dans sa moitié supérieure seulement; la partie restante est assez grande pour fournir un lambeau muqueux d'une largeur convenable.

2° La lèvre inférieure est détruite en grande partie et ne pourrait fournir un lambeau muqueux suffisant.

Le lambeau muqueux pourra être pris alors sur la lèvre supérieure saine. Lorsqu'il sera décollé et retenu seulement par son implantation au niveau des commissures il se présentera nécessairement sous le même aspect que s'il avait été pris à la lèvre inférieure, les points de rotation étant les mêmes, et la composition des deux lèvres identique.

Nous avons supposé que la lésion s'étendait d'une commissure à l'autre. Il peut en être autrement, une des commissures peut avoir été respectée.

Il est facile d'adapter la méthode à ce cas particulier; l'une des insertions du lambeau sera toujours au niveau de la commissure malade, l'autre se trouvera sur la lèvre immédiatement en dehors de la lésion.

Le lambeau sera un peu moins régulier : car ses deux extrémités ne seront plus sur la même ligne horizontale, mais la correction sera facile à faire ; il suffira de donner une direction très oblique à l'extrémité du lambeau du côté de la commissure saine, et de sacrifier au besoin une petite portion, en forme de triangle, de la muqueuse qui tapisse la partie saine du bord labial.

Il est évident que, dans ce cas, à cause de l'interposition d'une portion de muqueuse, entre la plaie et la commissure intacte, il serait impossible de prendre le lambeau sur la lèvre supérieure, pour le rabattre ensuite sur l'inférieure.

Si l'on ne trouvait pas, dans ce dernier cas, un lambeau muqueux suffisant sur la lèvre inférieure , il serait préférable de recourir à un procédé qui serait une combinaison de ceux de Serre, de Camille Bernard, dè Sédillot, par exemple.

APPRÉCIATION DU PROCÉDÉ

A priori, ce procédé, s'il peut réussir, s'il est applicable sans reproduire de grands désordres, s'il est exempt de toutes complications, doit être excellent ; on le conçoit sans peine, et on n'a qu'à l'expérimenter sur le cadavre pour se convaincre autant de la beauté du résultat autoplastique, que de la multiplicité des cas qui en relèvent.

On ne peut, en premier lieu, considérer l'application de ce procédé comme une grande et surtout une grave opération. L'opération est-elle couronnée de succès ? la plaie qui résulte de la taille du lambeau muqueux n'est rien à côté du résultat acquis. Si l'on échoue, et l'insuccès complet, c'est-à-dire la mortification totale du lambeau sera rare, il n'en résultera rien de sérieux pour le malade, témoin la deuxième observation que nous publions : la lèvre n'est pas compromise pour cela, et le malade est dans la situation où le mettent les procédés ordinaires.

D'ailleurs, tous les lambeaux autoplastiques sont exposés à la mortification pour des causes indépendantes de leur composition, de leurs connexions vasculaires, et doit-on renoncer pour cela à la chirurgie plastique?

Or, quelle comparaison à établir entre les dégats causés par un insuccès de ce genre, et ceux qui résultent de la mortification de ces vastes lambeaux appliqués à la restauration du nez, des paupières, des joues, des lèvres ?

Au point de vue des accidents qui peuvent résulter de l'application de ce procédé, les uns sont immédiats, les autres consécutifs.

Les accidents immédiats ne peuvent provenir que de l'hémorrhagie. Celle-ci est toujours plus ou moins abondante : la dissection peut intéresser des branches artérielles importantes, même le tronc des coronaires. Mais

doit-on s'arrêter à cela? Ne trouve-t-on pas ces hémor-
rhagies, souvent effrayantes, dans toutes les opérations
qui se pratiquent sur la face? Mais d'un autre côté, ne
sait-on pas aussi avec quelle facilité extrême elles s'ar-
rêtent, soit spontanément, soit par les moyens les plus
simples, comme la torsion, ou simplement l'application
de pinces hémostatiques laissées pendant quelque temps
en place?

Cette question d'hémorrhagie m'amène à formuler
quelques considérations sur la disposition des artères à
ce niveau.

CONSIDÉRATIONS ANATOMIQUES

Le tronc de l'artère faciale, appliqué sur le buccinateur, se trouve au niveau de l'orifice buccal, toujours en
dehors du point d'intrication du grand zygomatique et
du triangulaire des lèvres ; souvent à une certaine distance de ce point. Cette artère est donc toujours située à
une distance de la commissure qui n'est jamais inférieure
à deux centimètres. Elle est séparée de la muqueuse par
toute l'épaisseur du buccinateur et ne peut être intéressée
par la dissection du lambeau.

Or, remarquons en passant qu'elle est toujours sec-
tionnée dans les procédés de Camille Bernard, de Diffenbach, de Serre, et souvent dans celui de Desgranges.
La coronaire labiale supérieure s'engage au dessous du
grand zygomatique, passe quelquefois par dessus, puis
traverse l'orbiculaire des lèvres.

La coronaire inférieure passe toujours au-dessous du triangulaire des lèvres avant d'arriver sous l'orbiculaire.

Il importe de remarquer que si de chaque côté de la ligne médiane ces artères sont placées superficiellement sous la muqueuse, il n'en en est pas de même au niveau des commissures, car elles ne gagnent que très obliquement les parties profondes, de sorte que l'on peut disséquer facilement la muqueuse au niveau des commissures sans couper ces branches artérielles à leur origine.

L'hémorrhagie n'est pas plus à craindre quand on pratique la dissection du lambeau muqueux demi-circulaire pour la restauration des commissures puisqu'on est séparé des artères par le buccinateur.

Comme accidents consécutifs, il n'y en a qu'un à redouter : c'est la mortification. Nous avons démontré le peu d'inconvénients qui en résulterait, mais nous ne croyons pas qu'elle doive se produire plus fréquemment que dans n'importe quelle autre autoplastie. Pourquoi ce lambeau se mortifierait-il, puisqu'il est pris dans la région vasculaire de l'organisme?

Des injections pénétrantes à la gélatine m'ont démontré cependant la pauvreté vasculaire relative de la muqueuse gingivale de la machoire inférieure; ses principales branches proviennent de l'épanouissement de la dentaire inférieure, à sa sortie du trou mentonnier, et s'anastomosent avec quelques branches descendantes de la labiale inférieure.

RÈGLES GÉNÉRALES POUR LA TAILLE

DU LAMBEAU MUQUEUX

Ces règles ne diffèrent pas des règles générales de l'autoplastie. Mais là, elles doivent être appliquées avec un soin rigoureux.

1° La base d'implantation du lambeau doit être suffi. samment large, c'est un précepte capital au point de vue de la nutrition du lambeau, surtout si l'on considère sa longueur.

La largeur de cette base pourrait gêner, si l'on était obligé de la tordre pour amener le lambeau à destination. Or, il éprouve à chacune de ses extrémités à peine un petit mouvement de rotation sans importance, surtout si l'on a soin de leur donner une direction oblique dans le sens du déplacement.

2° Le lambeau doit présenter, dans sa totalité, une largeur suffisante et pour plusieurs motifs.

Pour remplir complètement le but que l'on se propose, il est nécessaire que ce lambeau, une fois étalé sur la surface saignante du bord libre, la recouvre complètement.

En raison de sa richesse en fibres élastiques, cette muqueuse est très rétractile. Elle se comporte en cela comme les manchettes périostiques qui perdent près de la moitié de leur longueur. Si l'on ne tient pas compte de cette rétractilité, le lambeau sera trop étroit ; il manquera son but et sera exposé à la mortification, ou tout au moins à une résorption graduelle, comme cela est arrivé au malade de notre première observation. Je fais remarquer à ce propos qu'il faut éviter de se servir de la muqueuse gingivale, qui est peu vasculaire, très-mince, et en même temps très adhérente. C'est cette muqueuse qui formait presque uniquement la partie moyenne du lambeau sur notre premier malade; malgré son peu de largeur, à peine un centimètre, elle se réunit par première intention; mais les jours suivants elle disparut graduellement et fut remplacée par des bourgeons charnus, tandis que les parties latérales étaient parfaites comme résultat.

3° La taille de ce lambeau est faite immédiatement après celle du lambeau cutané; on aura soin, à propos de ce dernier, de procéder comme faisait Diffenbach, pour la restauration des commissures dans les cas d'atrésie de l'orifice buccal. C'est-à-dire que l'incision ne comprendra que la peau et les parties sous-jacentes. Elle s'arrêtera à la muqueuse qui doit former le lambeau en forme de pont.

Une fois les limites du lambeau muqueux circonscrites, au moyen du bistouri, on peut le mobiliser, soit par la dissection au bistouri ou avec des ciseaux fins, soit en pratiquant la transfixion du bord à l'autre avec un bistouri fin et très coupant et en le promenant ensuite sous le lambeau d'une extrémité à l'autre.

La mobilisation peut ainsi se faire très rapidement, et sans plus de risques d'entailler son lambeau que par une dissection minutieuse avec des ciseaux ou un bistouri.

4° Le lambeau détaché jusqu'à ses points d'implantation est confié à un aide exercé qui veillera à ce qu'il n'aille pas se placer entre les arcades dentaires du malade.

On arrête l'hémorrhagie, on fait les points de suture nécessaires pour fixer le lambeau cutané et il ne reste plus qu'à suturer le lambeau muqueux. Mais avant, il importe de façonner le bord libre de la nouvelle lèvre. Cette opération consiste à la régulariser, à entamer légèrement sa surface externe au niveau de la partie moyenne et tout près des commissures de manière à avoir ultérieurement la dépression médiane et les deux élevures latérales.

Le lambeau muqueux est appliqué sur la surface destinée à le recevoir ; il doit s'y étaler naturellement, sans tiraillement, sans froncement aux points d'implantation, ses bords doivent se raccorder exactement avec les portions de muqueuse qui peuvent rester sur le bord libre.

Enfin l'adaptation une fois parfaite, on applique un premier point de suture sur la ligne médiane, un autre au niveau de chacune des commissures. On ne coupe pas les fils, car en tirant deux de ces fils en sens contraire, on tend les téguments, ce qui permet d'appliquer d'une manière plus régulière les points de suture intermédiaires. Ils doivent être placés très près les uns des autres et au moyen d'aiguilles fines.

Quant au fil à employer, on ne se servira de catgut que si l'on peut compter absolument sur lui. Ceux qui sont trop récemment préparés, se gonflent, agissent alors comme corps étrangers et déterminent la suppuration. Il vaut mieux employer alors du fil de fer recuit tres-fin (fil capillaire).

La suture achevée sur le bord antérieur, doit-on l'employer sur le bord postérieur ?

M. Tripier pense qu'il est avantageux d'y placer quelques points de suture, mais assez espacés. Il recommande de les faire très lâches, car en raison du gonflement qui se produit toujours, les jours qui suivent l'opération, le lambeau pourrait être étranglé de son bord antérieur à son bord postérieur. Il s'en suivrait du tiraillement, et par suite de l'ischémie et la possibilité d'une mortification plus ou moins étendue.

Ces points de suture sont importants, car le lambeau peut avoir une certaine tendance à s'enrouler sur lui-même, et par suite à se décoller de la surface sous-jacente.

On n'est jamais sûr des pansements que l'on applique dans cette région. Ils se dérangent presque toujours, aidés en cela par les mouvements de la langue, dont la pointe se porte instinctivement en avant et pourrait arriver à décoller le lambeau.

Ces points de suture s'appliqueront très facilement, si l'on a eu soin de conserver les fils qui ont servi à renverser la lèvre pour la dissection du lambeau. On reproduira ce renversement et l'on fera les sutures en se servant d'une aiguille un peu courbe.

Si toute la muqueuse de la lèvre inférieure n'a pas servi à la confection du lambeau en forme de pont, il faudra décoller la partie qui reste, de manière à la mobiliser ;

ce qui permettra de la remonter et de la suturer au moins sur les parties latérales, avec le bord postérieur du lambeau muqueux.

L'opération est achevée et l'on est frappé de la perfection du résultat. La cicatrisation faite, le malade aura une lèvre presque aussi parfaite qu'à l'état normal ; avec un bord libre épais, une légère éversion qui montre la surface rose de la muqueuse, une échancrure médiane, deux élevures latérales : la lèvre recouvrira complètement les gencives, les dents, sera mobile, et par conséquent s'opposera à l'effusion de la salive. Elle ne sera pas adhérente au maxillaire, et n'aura aucune tendance à se recroqueviller en dedans, ce qui arrive infailliblement avec les lambeaux dépourvus de doublure muqueuse.

Cette méthode diffère essentiellement de tous les procédés qui ont été indiqués jusque là pour border la nouvelle lèvre.

Peut-on assimiler en premier lieu le lambeau muqueux en forme de pont, taillé d'une façon méthodique, pris aux dépens de parties saines, applicable à un grand nombre dé cas, à ce lambeau que Serre détachait péniblement de la surface interne de la tumeur, qui était aussi irrégulier que cette tumeur elle-même, et qui, surtout, pouvait provoquer une récidive sur place s'il conservait une parcelle du tissu néoplasique. Et d'ailleurs dans combien de cas le procédé de Serre est-il applicable ?

Serre le comprenait si bien, qu'il fut le premier à

proposer la section des commissures, suivie de la suture de la peau avec la muqueuse.

Nous avons déjà fait remarquer que cette suture cutanéo-muqueuse, que Diffenbach a appliquée après Serre, n'était en rien comparable comme résultat à celui que donne le lambeau en pont.

Le fait qui se rapprocherait le plus de la nouvelle méthode est celui de Trélat que l'on trouve rapporté dans les Mémoires de la société de chirurgie de 1877. Je copie textuellement :

« Le bord supérieur du lambeau est suturé avec la partie conservée et mobilisée de la muqueuse labiale et gingivale, ou en d'autres termes la face profonde du lambeau est doublée et bordée avec la muqueuse ; disposition qui a parfaitement réussi et qui assure la souplesse de la nouvelle lèvre, et surtout de la nouvelle commissure. »

Il est facile de se convaincre, par cet exposé, que Trélat n'a fait que mobiliser la portion de muqueuse qui avait été épargnée par le néoplasme, la remonter et la suturer avec le bord supérieur du lambeau cutané ; mais il ne l'a pas détachée en forme de lambeau. Il a procédé à la façon de Serre, avec cette différence que Serre se bornait à prendre la muqueuse qui tapissait la surface interne du cancroïde, lorsqu'elle était saine.

Quant à la restauration des commissures, nous devons opposer la méthode nouvelle à celles qui ont cours dans la science. Or on y trouve les procédés de Werneck, de Diffenbach, de Serre, de Sédillot, de Letiévant.

Les procédés de Werneck et de Diffenbach ne s'ap-
pliquent qu'aux cas d'atrésie de la cavité buccale. Ils ont
tous deux de grandes analogies ; mais la priorité appartient à Werneck qui en avait conçu l'idée dix ans avant
Diffenbach et l'avait appliquée sur le vivant dès 1817.
Diffenbach procédait de la manière suivante: il com-
mençait par exciser une portion de l'épaisseur de chaque
commissure ou de chaque angle labial sans intéresser
la membrane muqueuse. Cette excision se faisait suivant
deux lignes parallèles réunies par une petite section en
demi lune, au niveau du point où devait se trouver la
nouvelle commissure.

Cette bandelette cutanée enlevée, il divisait transver-
salement, en deux parties égales, le lambeau muqueux,
en s'arrêtant à une petite distance de la nouvelle commissure, puis l'attirant en dehors, il le renversait sur la
commissure labiale, qu'il venait de créer, sur le bord inférieur, puis sur le bord supérieur et le fixait par de
nombreux points de suture.

Ce procédé est ingénieux, délicat, il fit beaucoup de
bruit au moment de sa publication et mérite certaine-
ment sa réputation, mais il n'est pas applicable à tous
les cas d'atrésie de la bouche, il détruit en partie le
muscle orbiculaire et les extrémités correspondantes des
muscles destinés à donner le mouvement aux lèvres.

Le lambeau muqueux en pont me parait pouvoir être
appliqué avec autant et même plus d'avantages dans les
cas de coarctation de la bouche, car il peut être appliqué
avec un simple débridement des commissures, destiné à
augmenter le diamètre transversal de l'orifice buccal ; il

n'exige pas une perte de substance de la peau et des muscles.

Si nous considérons maintenant la restauration des commissures après l'ablation d'un cancroïde, nous voyons que Serre se bornait à refaire la commissure au moyen de la suture cutanéo-muqueuse dont il est l'inventeur.

Sédillot rapporte dans ses *Contributions à la chirurgie* l'observation d'un malade, sur lequel il put refaire les commissures au moyen d'un lambeau constitué par le bord libre de la lèvre supérieure, détaché sur une longueur de 15 à 20 millimètres, puis renversé et fixé sur la surface des lambeaux destinés à reconstituer . la lèvre inférieure.

Cette opération fut pratiquée en 1855 ; le cancroïde avait été enlevé par une incision en V et les commissures fendues horizontalement pour permettre le rapprochement des bords de la plaie.

Le procédé de M. Letiévant ressemble beaucoup au précédent. Son lambeau, de forme triangulaire, comprend tout le rebord muqueux de la lèvre supérieure ; le sommet libre est du côté des commissures ; la base adhérente du côté da la ligne médiane. Après sa dissection, il est rabattu de telle sorte que sa surface saignante soit en contact avec les points correspondants du bord libre des lambeaux, et on le fixe au moyen de quelques points de suture. Ce procédé diffère de celui de Sédillot par l'absence du débridement des commissures.

Il est inutile de faire remarquer la différence qui existe entre ces deux lambeaux et le lambeau muqueux en forme de pont.

M. Tripier n'a mis sa nouvelle méthode à l'essai que depuis quelque temps, aussi n'a-t-il pu l'appliquer jusque-là, que trois fois.

Dans le premier cas, la réunion du lambeau fut complète; mais le succès fut imparfait par suite de la résorption de la partie moyenne du lambeau muqueux. On fut obligé d'emporter une si grande hauteur de la lèvre à sa partie moyenne, que l'on dut faire le lambeau muqueux aux dépens de la muqueuse gingivale. La deuxième tentative a échoué complètement; il y eut une mortification totale du lambeau. L'observation nous en démontrera la raison: on avait affaire à un malade de 72 ans, cachectique, athéromateux; il y eut une suppuration générale, non-seulement entre les lambeaux autoplastiques, mais même au niveau de la plaie qui servit à l'extirpation des ganglions.

Enfin, le troisième cas est un succès complet. Dans l'espèce, il suffit pour démontrer la valeur du procédé et justifier la méthode.

Dans ces trois cas, le lambeau muqueux fut pris sur la lèvre inférieure.

M. Tripier n'a pas encore eu l'occasion de prendre le lambeau sur la lèvre supérieure, et d'appliquer cette méthode à la restauration des commissures.

Les considérations anatomiques et l'exposé de la méthode indiquent que les chances de réussite sont absolument les mêmes.

Pour les commissures, le lambeau a peu de longueur, sa base d'implantation peut être très large; par conséquent, il n'y a rien à craindre au point de vue de sa vitalité.

Quant au lambeau pris sur la lèvre supérieure, nous ne saurions être aussi affirmatif, avant de posséder un fait clinique. Du moment qu'il se rattache au niveau des commissures, exactement au même point que celui que l'on pourrait prendre sur la lèvre inférieure, il se trouve mathématiquement dans des conditions analogues, à cause de la conformation identique des deux lèvres. Il présenterait même l'avantage de pouvoir être taillé plus large, dans une région absolument saine et dont la nutrition n'est pas altérée par des lésions de voisinage. Il peut servir en outre de soutien à la nouvelle lèvre, surtout lorsque celle-ci est dépourvue de fibres musculaires.

RESTAURATION

DE LA LÈVRE INFÉRIEURE.

Nous arrivons maintenant à la réparation de la perte de substance proprement dite. Nous exposerons, dans ce chapitre, la manière de faire de M. Tripier dans les différents cas qui peuvent se présenter.

L'opération est toujours commencée par l'ablation des ganglions engorgés. Cette extirpation peut présenter des difficultés à cause de la mobilité extrême du ganglion; on le croit très superficiel, et l'on est tout étonné de ne plus le trouver après l'incision de la peau et du tissu cellulaire sous-cutané. Aussi est-il bon, avant de faire la section de la peau, d'embrocher le ganglion avec un ténaculum; cette manœuvre facilitera singulièrement l'opération. Lorsqu'il aura été mis à nu, il faudra le saisir avec un autre ténaculum, de manière à l'attirer en dehors, ce qui permettra de le mobiliser facilement au moyen de la sonde cannelée; car on ne peut se servir d'un instrument tranchant, à cause de la proximité de vaisseaux importants.

Les considérations d'anatomie pathologique que nous avons exposées, nous ont démontré qu'il fallait établir trois divisions.

Ier CAS : INCISION EN V DE LA LÈVRE

La tumeur est petite; elle n'occupe qu'une partie très circonscrite de la lèvre, et s'étend surtout en hauteur. Dans ce cas, le seul procédé à appliquer, le plus simple est celui de Horn: l'incision en V. La section doit toujours porter à un centimètre de la tumeur, d'après la donnée de Thiersch.

Toute simple qu'elle soit, cette ablation doit être faite méthodiquement. On se sert d'habitude des ciseaux. Les auteurs disent qu'il faut faire descendre très bas le sommet du V. Il est, en effet, très important de faire un angle très aigu, si l'on ne veut pas avoir un bourrelet volumineux, la réunion une fois faite. Cette indication n'est pas suffisante. Il est difficile, en effet, de viser assez juste l'extrémité de la première incision pour y faire arriver exactement celle de la seconde; on tombe presque toujours à une certaine distance et l'on est forcé d'émousser son angle pour achever l'ablation de la tumeur.

Le plus sûr moyen d'éviter cet écueil consiste à ne pas viser exactement l'extrémité inférieure de sa première incision, mais à deux ou trois millimètres au dessus,

Les deux incisions se rencontreront forcément sous un angle très effilé. La partie inférieure sera toujours représentée par une ligne, puisqu'elle appartient tout entière à la première incision.

La tumeur enlevée, on réunit les deux bords de la plaie au moyen de points de suture. Le premier est appliqué dans la dépression située immédiatement au-des-

sous du rebord muqueux de la lèvre, de manière à exa-
gérer cette dépression, et par suite, rendre encore plus
complète l'éversion de la lèvre.

Le premier point est une suture profonde ; il est placé
par conséquent à 7 ou 8 millimètres du bord de la plaie,
va sortir à l'union du quart postérieur avec les trois
quarts antérieurs de la surface saignante, rentre de
l'autre côté en un point correspondant, et revient sortir
à la peau, à 7 ou 8 millimètres du bord de la plaie.

Un deuxième point de suture profonde est appliqué à
la partie inférieure du V. Les fils qui ont servi à ces deux
sutures n'ont pas été coupés. Ils servent en effet à tendre
les parties intermédiaires, et permettent l'application
exacte d'une troisième suture profonde suivant l'étendue
de l'incision. On passe ensuite à l'application de points
de suture superficiels ou de perfectionnement.

Ils sont appliqués à 4 ou 5 millimètres au maximum
du bord de la plaie, et ne comprennent que les couches
superficielles. Ils seront séparés les uns des autres par
une distance de 5 millim. en moyenne. Il faut apporter
le plus grand soin à ce que les points d'entrée et de sortie
de l'aiguille soient appliqués très symétriquement, sinon
l'adaptation sera défectueuse.

Si par suite de l'inégalité de longueur des deux incisions, le bord le plus long se plissait, remontait au-dessus
de l'autre, on corrigerait facilement cette défectuosité en
ne piquant pas au même niveau les deux faces cruentées
des lambeaux. Du côté du bord qui fait un pli, on pique
plus près de la peau ; du côté du lambeau qui s'enfonce,

òn pique plus près de la muqueuse, de manière à le re-
lever au niveau de l'autre.

Il ne faut pas se borner à suturer les bords cutanés de
la plaie. On doit faire la même opération pour les bords
muqueux, de manière à avoir une plaie complètement
fermée, une réunion plus parfaite.

Un premier point de suture est appliqué au niveau de
la limite du bord avec la face interne de la lèvre. On
met ensuite sur le bord même, deux ou trois sutures superficielles suivant son épaisseur.

Le premier fil de suture servira à renverser la lèvre en
dehors, et facilitera la réunion dans toute l'étendue de la
section de la muqueuse.

2ᵐᵉ CAS : EXCISION DU REBORD LABIAL

La tumeur s'étend en surface, le long du bord libre de
la lèvre. M. Tripier circonscrit au bistouri la tumeur par
deux incisions superficielles pour la séparer, en avant, de
la peau saine, en arrière, de la muqueuse. L'incision postérieure, arrivée de chaque côté de la tumeur, se porte en
avant et vient se réunir par un trajet oblique à l'incision
antérieure qui marche dans toute sa longueur sur la ligne de jonction de la peau à la muqueuse. Cette double
incision laisse nécessairement de chaque côté de la tumeur un petit lambeau triangulaire de muqueuse saine ;
on le dissèque, et l'on enlève la tumeur au moyen de ciseaux courbes suivant le procédé d'Ambroise Paré, et en
ayant soin de se tenir dans les incisions faites au bistouri.

Ceci fait, M. Tripier ne suture pas la peau à la muqueuse ; sans doute on fermerait ainsi la plaie, on aurait un rebord muqueux, mais imparfait ; car la suture cutanéo-muqueuse rétrécit nécessairement le bord de la lèvre. Elle en fait un bord presque tranchant, tandis que l'on doit chercher à lui conserver son épaisseur. Il est donc avantageux de faire ici la bordure muqueuse au moyen du lambeau en pont ; et d'autant plus que, dans ce cas, il ne doit rester aucune trace de l'opération. Le néoplasme n'ayant pas détruit profondément les éléments de la lèvre, enlèverait-on un centimètre et même plus en hauteur, il n'en paraîtra rien, car la contraction de l'orbiculaire, dont la plus grande partie a été ménagée, sera suffisante pour remonter cette lèvre au niveau de la lèvre supérieure.

3ᵉ CAS : RESTAURATION DE LA LÈVRE PAR UN LAMBEAU AUTOPLASTIQUE

La perte de substance intéresse une grande étendue de la lèvre. Le rapprochement des bords de la plaie ne peut se faire, ou ne se ferait qu'au moyen d'un tiraillement considérable, et l'orifice buccal déformé réclamerait une correction par les différents procédés de Serre, de Diffenbach, de Desgranges, de Camille Bernard. Ou bien il faudrait recourir aux procédés plus compliqués de Sédillot, de Syme, de Bruns, etc.

M. Tripier atteint plus simplement le même résultat en combinant sa méthode de bordure muqueuse, avec l'emploi d'un lambeau indiqué par Langenbeck, modifié par Volkmann, et qui n'a été employé qu'une fois en France, par Trélat.

Ce lambeau peut s'appliquer à tous les cas de destruction étendue de la lèvre inférieure, qu'elle soit complète en hauteur comme en largeur ; qu'elle soit partielle et respecte les deux commissures, ou qu'elle n'en ménage qu'une seule.

Le principe du procédé est de fournir un lambeau emprunté à des parties voisines de l'orifice buccal, arrivant à combler facilement la perte de substance, sans torsion appréciable de sa base d'implantation, sans délabrements du côté des joues, par conséquent sans grands traumatismes ; et chose importante, sans que ce lambeau ait de la tendance à redescendre en vertu de la pesanteur, ou du travail de rétraction cicatricielle, car il est soutenu par un éperon de peau saine intimement adhérente au maxillaire inférieur, au niveau du menton.

La première description de ce lambeau a été faite par Busch, assistant de Langenbeck, dans les *Archiv. für Klinische Chirurgie* de 1871.

« On prit sur la peau du menton un grand lambeau qui tenait d'un côté à un coin de la bouche, tandis qu'il fut suturé à l'autre coin, où il était soutenu par un éperon de peau, de façon que, par son poids, il ne pût faire sauter les sutures. » Busch ajoute que sur neuf opérés d'après ce procédé, il y eut deux cas de mort. L'on avait eu affaire à deux hommes, l'un de 63 ans, l'autre de 70 ans qui étaient catarrheux. Sauf ces deux cas de mort, la réunion des lambeaux a toujours eu lieu.

Il est fait, de nouveau, mention de ce procédé dans les archives de Langenbeck de l'année 1877. .

. On y publie l'observation de 8 malades dont les uns avaient la lèvre inférieure entièrement détruite et les autres, en partie seulement. On y trouve en plus deux figures représentant l'opération cheiloplastique appliquée à ces deux cas.

L'extrémité libre du lambeau est large, taillée en carré, le pédicule est rétréci par une profonde échancrure qui permet au lambeau de se couder sous un angle très obtus sans produire de la torsion du pédicule. En effet, le déplacement de l'axe de ce lambeau doit, suivant la figure, dépasser l'angle droit.

Franz Kœnig de Gœttingen décrit ce procédé dans le *Lehrbuch der speciellen Chirurgie, 1881.*

« Dans ces derniers temps, Rantke a décrit une nouvelle méthode de restauration des lèvres, méthode qui, mise en pratique, pour la première fois, par Langenbeck, a été souvent employée dans la clinique de Volkmann et dont les avantanges, sous tous les rapports, sont assez évidents (Torsion moindre du lambeau, consistance des parties qui le fournissent, en même temps que ce fait que les joues sont intactes et que l'orifice buccal ne présente ni immédiatement, ni plus tard, aucune déformation importante.)

« On se servira d'un lambeau pris sur la peau du menton, lambeau dont la base répond à un côté de la bouche, et dont l'extrémité libre ne reste pas limitée au-dessous de l'incision curviligne qui a circonscrit la tumeur, mais qui s'étend par une bandelette triangulaire au-delà de cette incision ; les deux lambeaux sont détachés jusqu'à leur base; ces lambeaux ont une étendue qui correspond au déficit de la lèvre ; on les poussera vers les parties supérieures et on les réunira avec elles. En raison du déplacement de l'éperon et de la peau du menton restée saine, on arrive parfois à recouvrir toute ou presque toute la perte de substance. »

Je n'ajouterai à cet exposé que deux remarques :

La première, c'est que Kœnig semble méconnaitre le but que se proposait Langenbeck en laissant l'éperon de peau de la région mentonnière, comme soutien du lambeau; si bien qu'il conseille la dissection de cet éperon pour arriver à combler plus facilement la perte de substance.

La deuxième, c'est que Volkmann donne à son lambeau une extrémité plus ou moins effilée, tandis que Langenbeck la faisait carrée. De plus, la figure, qui se trouve dans le livre de Kœnig, montre que Volkmann ne coude pas le lambeau sur son pédicule à la façon de Langenbeck, mais qu'il lui fait subir un simple déplacement de bas en haut qui n'atteint jamais un angle droit.

Trélat a employé le procédé de Langenbeck, avec la modification de Volkmann, pour un malade qu'il a présenté à la société de chirurgie le 28 février 1877.

Il rapporte qu'il n'a fait qu'adapter à la circonstance le procédé qu'il avait décrit dans la *Gazette hebdomadaire* de 1869; procédé analogue à celui de Syme; mais qui en différait par la conservation intégrale du menton qui n'est généralement pas intéressé, quand il s'agit de cancroïde, qui fournit un point de support solide aux lambeaux, et maintient consécutivement la hauteur de la lèvre restituée.

« Ce procédé est applicable, dit-il, à la réparation de « toute la lèvre inférieure et des deux commissures. Il « nécessite deux lambeaux. Mais si l'une des commis- « sures et une partie de la lèvre sont intactes, on pourra « se contenter d'un seul lambeau taillé suivant le même « principe, et déplacé de la même manière. »

Trélat insiste sur les deux avantages de ce procédé : de ne nécessiter qu'un faible déplacement angulaire du lambeau, et de lui fournir un soutien précieux.

En somme, la prioriré du procédé appartient à Langenbeck ; c'est lui qui, le premier, a formulé la manière de tailler le lambeau et en a exposé les avantages. Cependant les principes sur lesquels repose ce procédé étaient connus et appliqués depuis longtemps en France.

Les avantages du lambeau de Langenbeck sont de deux sortes.

1° Le peu de torsion du pédicule.

2° Le soutien que trouve le lambeau dans l'éperon de peau laissé adhérent au maxillaire.

Or, pour le premier point, Lallemand, de Montpellier, l'a réalisé dès l'année 1824, à propos de la restauration de la commissure et de la moitié de la joue correspondante chez une jeune fille. (*Archives générales de médecine* 1824).

Il chercha, dans cette opération, à éviter la torsion et la section du pédicule pour soustraire son lambeau à la mortification, et y réussit au moyen d'un simple déplacement latéral de ce lambeau.

Quant au second point, si important au point de vue du résultat définitif, Nélaton l'avait appliqué depuis longtemps à la restauration de l'aile du nez, et Teale et Trélat (1862) en faisaient la base de leur procédé à double lambeau pour la restauration de la lèvre inférieure.

Le procédé de Nélaton pour la restauration de l'aile du nez se trouve exposé dans les premières éditions de la *Médecine opératoire* de Malgaigne.

Il consiste dans l'interposition d'une bandelette cutanée laissée en place, séparant la surface à réparer de celle qui fournit le lambeau, de telle sorte que celui-ci trouve dans cette bandelette un obstacle qui l'empêche de retourner à son point de départ, et lui permet de lutter contre les effets de la rétraction cicatricielle.

M. Tripier a adopté pour la plupart des cas, le procédé de Langenbeck, dont les avantages sont incontestables : intégrité des joues, absence de torsion du pédicule, soutien fourni aux lambeaux par les téguments du menton.

Il fait remarquer que l'absence de torsion du pédicule doit être attribuée, non-seulement à la direction du lambeau, mais aussi à ce fait que la rotation s'exécute au niveau même, ou plutôt aux dépens de la commissure, c'est-à-dire en un point des plus mobiles.

Ce lambeau, cependant, a son bord libre, et même une partie de sa surface interne, nécessairement dépourvu de muqueuse. Appliqué seul, il serait défectueux et n'évi-

terait pas l'adhérence au maxillaire dépouillé, ni le recroquevillement en dedans. Aussi M. Tripier propose-
t-il de compléter toujours la restauration de la lèvre par le
lambeau de Langenbeck, par le revêtement du bord
libre au moyen du lambeau muqueux en forme de pont.

TRAITEMENT

Il ne saurait être question des pansements que l'on
employait avant la méthode antiseptique.

Lister a conseillé le pansement au moyen du lint
trempé dans la solution borique et recouvert d'onguent borique. C'est celui qu'il emploie également
toujours chez les enfants, après les opérations de bec
de lièvre. Volkmann n'emploie aucun pansement après
les opérations ordinaires de cancroïde. Mais il fait une
suture très exacte aussi bien pour la peau que pour la
muqueuse, telle d'ailleurs que nous l'avons décrite; et
comme la plaie est absolument fermée, il y a de grandes
chances d'obtenir la réunion par première intention.

Quand l'iodoforme fut introduit dans la thérapeutique
chirurgicale, on chercha le moyen de l'appliquer au
pansement des plaies portant sur les lèvres.

Mosetig l'employa sous forme de collodion iodoformé.
La plaie est ainsi parfaitement mise à l'abri du contact de

la salive, des aliments, des boissons; mais s'il survient de la suppuration, le pus est retenu et le chirurgien peut ne pas s'en apercevoir toujours; par conséquent le collodion iodoformé ne saurait être préconisé, du moins d'une manière générale.

La gaze iodoformée préparée d'après les indications de Billroth, rend des services incontestés pour le pansement des plaies cavitaires; mais aux lèvres son emploi est difficile. Si, le premier jour de l'opération, ce mode de pansement est satisfaisant, il ne tarde pas à se déranger par suite des mouvements de la machoire et de la langue du malade, et à se souiller au contact des aliments et des boissons.

M. Tripier a essayé ces différents modes de pansement. Pour les cas ordinaires, quand il y a réunion complète, il emploie le lint borique recouvert d'une couche d'onguent borique; si la réunion est incomplète, il emploie de préférence la gaze à l'iodoforme de Mosetig (50/100). Toutefois, il pense que la préparation adhérente, si elle a des avantages en ce qu'elle favorise le contact avec la plaie, et par suite l'immobilisation de l'organe, n'est pas sans inconvénients, au point de vue de l'irritation que peuvent déterminer les substances qui la rendent adhérente (paraffine, colophane).

Peut-être y aurait-il avantage à employer la gaze non adhérente, mais toujours à 50 p. o/o. Et dans ce cas, pour maintenir en place les pièces de pansement, M. Tripier propose, après avoir enveloppé la nouvelle lèvre, sur ses deux faces, de gaze à l'iodoforme, et recouvert cette gaze de papier à la gutta, d'avant en arrière, de

traverser en deux fois la lèvre et les pièces de pansement par un fil de catgut qui forme une anse du côté de
la muqueuse, et qui est noué du côté de la peau. On
serait, de cette façon, sûr de son pansement pendant
les premiers jours, c'est-à-dire jusqu'à la réunion par
première intention.

D'ailleurs, ce ne serait, dans la pensée de M. Tripier,
destiné qu'à maintenir les parties en place. Mais il es-
time que, si l'on voulait éviter à tout prix la souillure du
pansement par les boissons ou les aliments, il serait indispensable d'employer la sonde œsophagienne laissée
à demeure pendant les premiers jours de l'opération, et
qui servirait à alimenter le malade. On pourrait la faire
passer par la cavité buccale, mais on s'opposerait alors
difficilement à l'effusion de la salive; ou par les cavités
nasales, comme cela se pratique dans les asiles d'aliénés.

M. Verneuil y a d'ailleurs eu recours dans un cas d'a-
blation d'un cancroïde de la langue par le procédé
Roux-Sédillot, qui est rapporté dans la *Gazette des hôpitaux* du 21 mars 1882.

Il se servit d'une sonde molle en caoutchouc rouge,
introduite par les fosses nasales dans l'œsophage, afin
d'alimenter le malade pendant les premiers jours, et d'é-
viter le contact irritant des aliments.

OBSERVATIONS

PREMIÈRE OBSERVATION

André Lyvernois né à Romans (Drôme), cultivateur, âgé de 52 ans. Entré à l'Hotel-Dieu le 30 décembre 1882 salle St-Philippe N° 4 (service de M. le professeur Léon Tripier). Bonne santé habituelle, pas d'antécédents pathologiques, rien du côté de l'hérédité.

Ce malade est porteur d'un cancroïde occupant le bord libre de la lèvre inférieure, presque tout entier. La tumeur s'étend ainsi surtout en longueur, empiète très-peu sur la face cutanée, mais a envahi principalement la muqueuse.

L'induration s'arrête à un centimètre à peu près du repl gingivo-labial. A droite elle va jusqu'à la commissure, mais cesse à deux centimètres environ de la commissure gauche. Dans la fossette sous-maxillaire droite se trouve un ganglion assez volumineux, et très mobile.

Cette tumeur a débuté il y a dix huit mois environ par un petit bouton sur le bord de la lèvre inférieure, entre la gne médiane et la commissure droite.

Elle n'a pris de l'extension et ne s'est ulcérée, qu'au bout d'un an et à la suite de grattage, d'irritations multipliées. L'opération est pratiquée le 9 janvier 1883.

On commence par enlever le ganglion et l'on y arrive facilement malgré sa profondeur et sa mobilité, grace à la précaution que l'on prend de le fixer préalablement à travers la peau au moyen d'un tenaculum. On fait immédiatement la suture de la plaie qui en résulte, après y avoir mis un drain fixé lui-même par deux points de suture.

On fait ensuite l'ablation de la tumeur, qui laisse une perte de substance de forme quadrangulaire, comprenant presque toute l'étendue de la lèvre sauf à gauche où il reste jusqu'à la commissure environ un centimètre et demi de peau saine ; on procède alors à la taille du lambeau muqueux destiné à border le nouveau bord libre. Ce lambeau est taillé en forme de pont. Il est pris sur la portion restante de la lèvre inférieure dans toute son étendue, le double pédicule se trouve au niveau de chacune des commissures, la partie moyenne est constituée presque exclusivement par la portion gingivale de la muqueuse qui est très mince, très difficile à disséquer et n'a plus, après sa rétraction, qu'un centimètre à peine de largeur. De chaque côté on a plus de marge, le décollement est plus facile, la muqueuse plus épaisse ; maîs l'hémorrhagie est plus considérable ; on s'en rend pourtant maitre facilement à l'aide de quelques ligatures.

Ce lambeau ainsi mobilisé est confié à un aide ; et l'on taille un lambeau cutané par le procédé de Langenbeck, modifié par Volkmann. Ce lambeau de forme triangulaire a sa base au niveau de la commissure droite ; son axe se dirige obliquement en bas et à gauche, de sorte que son sommet reste séparé de la perte de substance par un éperon de peau, adhérent intimement au corps du maxillaire et qui empêchera le lambeau de retomber après son adaptation. Ce lambeau une fois fixé par des points de suture, on étale le lambeau muqueux sur son bord supérieur qui forme maintenant le bord libre de la nouvelle lèvre. On a eu soin de faire une échancrure médiane, et deux latérales.

Le bord antérieur du lambeau muqueux est fixé très exactement par des points de suture très rapprochés. On en place seulement quelques-uns sur le bord postérieur pour en empêcher le recroquevillement ; on termine l'opération par la mobilisation et la suture des bords de la plaie correspondant au point où l'on a pris le lambeau.

Le résultat autoplastique immédiat est excellent. La nouvelle lèvre est enveloppée de gaze à l'iodoforme, on recouvre cette dernière extérieurement avec une couche de coton benzoïque. La plaie du ganglion est pansée de la même façon : on place par dessus une feuille de papier à la gutta-percha, et l'on maintient le tout au moyen de tours de bandes de tarlatane trempées dans dans la solution faible de Lister.

Le premier pansement est fait le 12 janvier.

Le lambeau muqueux ne s'est pas mortifié ; sur les parties latérales, la réunion est parfaite. Il y a à peine un peu de gonflement de la muqueuse. Sur la ligne médiane, le lambeau muqueux ne présente plus que 3 à 4 millim. de large : ses bords sont mal limités, entourés de bourgeons charnus.

Deux jours après, même état des parties latérales : mais au milieu, la largeur de la bandelette muqueuse a encore diminué : on voit qu'elle est le sujet d'un travail de résorption.

Le 17 janvier, la résorption de la muqueuse est complète sur la ligne médiane, dans l'étendue de deux centimètres environ, mais y reste localisée. Dès lors, on cherche à avoir une cicatrice aussi régulière que possible. Pour cela, on touche à différentes reprises les bourgeons saillants avec le nitrate d'argent. Bientôt on commence à pouvoir juger des conséquences de cette disparition partielle de la bordure.

En effet, tandis que les parties latérales rappellent absolument une lèvre normale, avec ce renversement en dehors du bord libre qui a pour résultat de montrer et d'étaler la muqueuse labiale, on voit la partie médiane s'enrouler peu à peu en dedans, se recroqueviller comme avec les procédés qui n'assurent pas un revêtement muqueux à la nouvelle lèvre.

Le 11 février, la cicatrisation est complète ; le malade demande à sortir.

Le malade a été photographié avant l'opération et au moment de son départ.

Le résultat, on le voit, n'a pas été complètement atteint : le lambeau n'a pas éprouvé, il est vrai, de mortification ; mais sa partie moyenne, ne possédant qu'une faible vitalité, a été résorbée.

On peut attribuer ce fait, d'une part, à la largeur insuffisante du lambeau, de l'autre à son origine, du moins pour la partie médiane. Nous avons vu, en effet, que la muqueuse gingivale est trop mince, trop adhérente, et trop peu vasculaire pour fournir un lambeau convenable ; aussi bien, nous croyons qu'on ne peut jamais compter sur lui, et c'est dans ce but principalement que nous avons cru devoir faire connaître cette observation.

DEUXIÈME OBSERVATION

Pierre Joseph Labourier, né à Lezat, (Jura), cultivateur, âgé de 72 ans.

Entré le 1er février 1883 à l'Hôtel-Dieu, salle St-Philippe, n° 10, service de M. le professeur Léon Tripier.

Ce malade présente un cancroïde qui occupe la plus grande partie de la lèvre inférieure, depuis la commissure gauche jusqu'au delà de la partie moyenne de l'organe. Cette tumeur ne date que de trois mois ; l'ulcération a été très précoce et a été accélérée par deux cautérisations successives ; l'induration s'étend en dedans jusqu'à deux centimètres du repli gingivolabial.

Ganglion assez volumineux au niveau de la fossette sous-maxillaire gauche.

Opération le 9 février 83. — On commence par l'extirpation du ganglion. L'autoplastie est faite par le procédé de Langenbeck, modifié par Volkmann. Le lambeau triangulaire a son pédicule du côté gauche, il s'adapte très bien, la perte de substance est comblée sans tiraillement.

Entre temps, on a taillé un lambeau muqueux en pont, de un centimètre et demi de hauteur. Le double pédicule se trouve de chaque côté, au niveau de la commissure correspondante.

Le bord antérieur de ce lambeau est suturé très exactement au bord cutané de la nouvelle lèvre; on laisse libre le bord postérieur; pansement comme dans la première observation.

Premier pansement le 12 février. — On constate une mortification à peu près complète du lambeau muqueux, les lambeaux cutanés suppurent; il en est de même pour la plaie du ganglion. On excise les parties mortifiées aussi près que possible des parties saines. Lavage avec la solution salicylique. Pansement avec la gaze à l'iodoforme.

Le 15 février on voit, soit au niveau de la lèvre, soit au niveau de la plaie du ganglion, des filaments de tissu cellulaire mortifiés. On se comporte de la même façon.

Au bout de quelques jours, la suppuration devient moins abondante et la cicatrisation commence à s'opérer.

———

En somme, résultat suffisant au point de vue de la fonction, mais très médiocre au point de vue de la forme.

Le lambeau muqueux s'est mortifié à peu près complètement Le lambeau cutané n'a pas subi le même sort. Nous attribuons ce résultat à la largeur de sa base et à son peu de longueur En effet, non-seulement les bords ont suppuré; mais même ils ont été le siège d'une mortification partielle. Du reste, ces mêmes phénomènes se sont produits du côté de la plaie du ganglion ; par suite, on ne saurait invoquer ni le tiraillement, ni le défaut de vascularisation.

Le malade était athéromateux, et il avait 72 ans. Il n'en faut pas davantage pour expliquer cet insuccès. Rappelons à ce propos les deux cas de mort que Langenbeck a eus dans des conditions analogues.

Le malade demande à sortir le 3 mars.

TROISIÈME OBSERVATION

Etienne Mercier né à Bonne-Famille (Isère) journalier âgé de 66 ans, entrè le 7 février 83 à l'Hôtel-Dieu salle St-Philippe, N° 14. (Service de M. le professeur Léon Tripier)

Le début du cancroïde remonte.à trois ans, l'ulcération s'est produite au bout de six mois ; a subi des cautérisations à différentes reprises.

La tumeur n'envahit pas profondément la lèvre inférieure, elle n'occupe guère que le bord libre, mais dans la plus grande partie de son étendue.

Engorgement ganglionnaire du côté droit : opération le 16 février. On commence par faire l'extirpation du ganglion altéré; quant à la tumeur, elle est trop volumineuse, pour être enlevée par une incision en V, mais elle est assez superficielle pour que l'excision d'après le procédé d'Ambroise Paré, suffise à emporter-tout le mal, sans nécessiter une opération complémentaire pour redonner de la hauteur à la lèvre.

Elle est donc circonscrite par deux incisions au bistouri qu passent l'une en avant sur la peau, l'autre en arrière sur la muqueuse. Sur les côtés, ces incisions ne se rejoignent pas brusquement, elles sont prolongées jusqu'au voisinage des commissures, la postérieure se portant obliquement vers l'antérieure qui a suivi la ligne de jonction de la peau avec la muqueuse labiale, de manière à se rencontrer sous un angle très aigu. Les deux petits triangles de muqueuse saine, qui sont ainsi laissés adhérents à la tumeur, sont disséqués jusqu'à leur base, et le cancroïde est enlevé au moyen de ciseaux courbes, dont les deux branches passent dans les incisions faites au bistouri. Ceci fait, pour tailler le lambeau muqueux en pont, on n'a plus qu'à pratiquer sur la surface muqueuse de la lèvre une incision parallèle au bord libre. Pour faciliter cette manœuvre, ainsi que la dissection du lambeau, on traverse la lèvre près des commissures, par deux fils assez forts qui permettront de la renverser, et de l'étaler en quelque sorte. On a soin de donner une grande largeur à chacune des bases d'implantation, en même temps qu'une certaine obliquité qui permettra au lambeau de gagner plus facilement le bord libre. La mobilisation est faite au moyen d'un bistouri très fin engagé par transfixion sous le lambeau, à l'une de ses extrémités, et qu'on fait agir en sciant d'un côté à l'autre.

Avant la suture, on façonne le bord libre de manière à avoir, du côté de la peau, l'échancrure médiane et les deux élevures latérales. Le bord antérieur du lambeau est réuni à la portion cutanée de la lèvre par une suture très exacte, au moyen de fil de fer recuit, capillaire.

Ceci fait, on mobilise la partie restante de la muqueuse de la lèvre jusque dans le sillon gingivo-labial, ce qui permet de l'amener au contact du bord postérieur du lambeau, et de l'affronter avec lui, au moins sur les côtés. Au niveau de la partie moyenne, on se contente de placer quelques points de suture très lâches.

Pansement comme dans les deux observations précédentes.

Premier pansement le 19 février:

Le lambeau muqueux est vivant, et s'est réuni sur toute son étendue ; on constate seulement un peu de dépoli de sa surface sur la ligne médiane, qui paraît étranglée d'avant en arrière, par suite du gonflement des parties ; on enlève sur le bord postérieur le point de suture qui produisait l'étranglement.

Le 21 février, toute crainte de mortification est dissipée : l'étranglement et le boursouflement de la muqueuse ont disparu. On enlève les fils de la suture antérieure ; on laisse ceux qui sont placés en arrière, pour éviter le renversement de la lèvre.

Les jours suivants, la guérison se confirme, et l'on ne tarde pas à enlever tout pansement.

Le résultat est si parfait, que les personnes non prévenues ne se doutent pas qu'une opération ait été pratiquée sur la lèvre.

En effet, la nouvelle lèvre présente, de face; les sinuosités, et de profil, l'épaisseur et la saillie en dehors d'une lèvre normale. De plus, l'orbiculaire n'ayant été intéressé que dans sa moitié supérieure, suffit à remonter le bord libre, et à produire l'occlusion complète de l'orifice buccal ; autrement dit, c'est un résultat parfait au double point de vue de la forme et de la fonction. Le malade demande à sortir le 2 mars.

Cette observation démontre d'une manière catégorique la possibilité d'obtenir le revêtement du bord libre, au moyen du lambeau muqueux en forme de pont, tel que le propose M. Léon Tripier. Le succès a été aussi complet que possible. Pas un point du lambeau n'a été mortifié, par conséquent le traumatisme ajouté par cette opération complémentaire, est bien peu de chose à côté du résultat acquis. La durée du traitement n'a pas été plus longue que si l'on s'était borné à faire la suture cutanéo-muqueuse, qui ne donne pas des résultats comparables, au point de vue du rétablissement de la forme et de la fonction.

Pour ce malade, on a placé des points de suture sur le bord postérieur du lambeau. Ils sont nécessaires pour empêcher le lambeau d'être détaché par les mouvements de la langue, si le pansement vient à se déranger. Mais l'observation démontre qu'il faut les faire très lâches, si l'on ne veut pas avoir de l'étranglement.

J'ajouterai enfin que l'on a eu le soin de donner aux extrémités du lambeau plus de largeur qu'au reste de son étendue; sa vitalité était ainsi bien assurée.

CONCLUSIONS

1• La multiplicité des procédés cheiloplastiques est expliquée par les variétés de forme du cancroïde, et les ressources opératoires offertes par la région buccale et son pourtour.

2ᵉ Beaucoup de ces procédés doivent être abandonnés soit par ce qu'ils nécessitent des délabrements trop considérables, soit parce qu'on peut obtenir aussi bien et même mieux à moins de frais.

3ᵘ La lèvre restaurée doit être mobile, non adhérente au maxillaire inférieur, recouverte d'un tégument muqueux. Elle doit en un mot se rapprocher le plus possible de la forme normale.

4° Ce résultat peut être atteint de différentes façons. Toutefois le revêtement du bord libre au moyen d'un lambeau muqueux en forme de pont est un complément excellent, et même indispensable au double point de vue de la forme et de la fonction.

5° Le procédé de Langenbeck (modifié) pour la restauration de la lèvre inférieure peut remplacer avantageusement les procédés plus compliqués qui donnent des lambeaux taillés aux dépens des joues, et permet l'emploi du lambeau muqueux en forme de pont.